SARCOME PRIMITIF DES MUSCLES

A PROPOS D'UN CAS

OBSERVÉ DANS LE SERVICE DE M. LE PROFESSEUR RICHET

PAR

Louis COMBET,
Docteur en médecine de la Faculté de Paris.

PARIS
A. PARENT, IMPRIMEUR DE LA FACULTÉ DE MÉDECINE
31, RUE MONSIEUR-LE-PRINCE, 31

1881

SARCOME PRIMITIF DES MUSCLES

A PROPOS D'UN CAS

OBSERVÉ DANS LE SERVICE DE M. LE PROFESSEUR RICHET

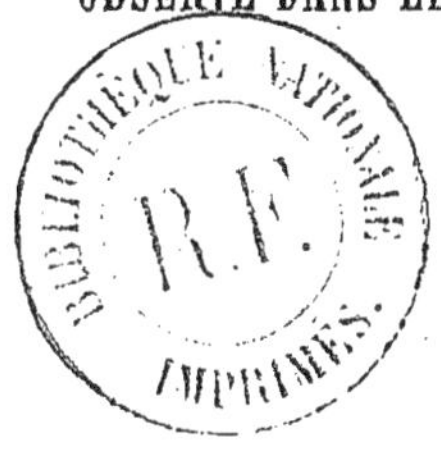

PAR

Louis COMBET,
Docteur en médecine de la Faculté de Paris.

PARIS
A. PARENT, IMPRIMEUR DE LA FACULTÉ DE MÉDECINE
31, RUE MONSIEUR-LE-PRINCE, 31

1881

A LA MÉMOIRE DE MON PÈRE

A LA MÉMOIRE DE MA MÈRE

MEIS ET AMICIS

A MON PRÉSIDENT DE THÈSE

M. LE PROFESSEUR RICHET
Professeur de clinique chirurgicale,
Chirurgien de l'Hôtel-Dieu,
Commandeur de la Légion d'honneur.

A MES MAITRES DANS LES HOPITAUX

SARCOME PRIMITIF DES MUSCLES

A PROPOS D'UN CAS

OBSERVÉ DANS LE SERVICE DE M. LE PROFESSEUR RICHET

INTRODUCTION.

Nous suivions avec assiduité les intéressantes leçons cliniques de M. le professeur Richet lorsqu'un malade entra dans le service, portant à l'avant-bras une tumeur développée dans l'épaisseur même des muscles.

Nombreuses opinions avaient été émises concernant la nature de cette tumeur, quand l'extirpation, avec examen microscopique, vint confirmer les idées dont nous avait entretenu M. le professeur Richet dans sa leçon du 8 janvier 1881.

Plusieurs fois, au lit du malade, notre maître avait atiré l'attention sur ce cas, nous engageant à en relever l'observation que nous pourrions consigner dans un travail à ce sujet. C'est le résultat de notre observation, aidée de la savante leçon clinique et des excellents conseils de notre maître, que nous venons présenter ici.

Dans une première partie nous étudierons le côté historique, nous attachant surtout à signaler l'opinion des auteurs qui ont touché de près à la question que nous abordons, négligeant, au contraire, de citer ceux qui ne se sont occupés que du sarcome en général.

Cette première partie nous conduira à traiter de l'origine, du siège primitif, de l'anatomie pathologique du sarcome des muscles.

Nous dirons quelques mots des causes de ces tumeurs et nous exposerons ensuite les vues de M. le professeur Richet concernant la symptomatologie, le diagnostic, le pronostic, la marche et le traitement de ces tumeurs.

Enfin, dans un dernier chapitre, nous résumerons les points saillants sur lesquels nous aurons insisté dans le cours de ce travail, et, pour donner plus de poids à nos conclusions, nous publierons notre observation suivie d'une planche que nous devons à l'obligeance de M. le Dr Remy, attaché au laboratoire de l'Hôtel-Dieu.

Nous remercions ici M. le professeur Richet qui a bien voulu accepter la présidence de notre thèse et qui n'a cessé, dans le cours de ce travail, de nous aider de ses excellents conseils.

HISTORIQUE.

Comme nous l'indiquons dans notre introduction, nous n'avons pas l'intention de citer ici le nom de tous les auteurs qui ont traité la question du sarcome en général, non plus que les travaux anciens dans lesquels se trouvent confondus les mots sarcome, cancer, etc.

Serrant de plus près la question, nous ne citerons dans l'historique que les auteurs qui se sont spécialement occupés du sarcome primitif des muscles, ceci, après avoir toutefois esquissé en quelques lignes les diverses opinions qui ont été émises touchant le sarcome en général, cherchant à faciliter ainsi l'étude du sujet que nous voulons traiter.

Le mot sarcome n'est pas un néologisme puisqu'on le retrouve dans Galien, mais, depuis cet auteur jusqu'à la deuxième moitié de notre siècle, ce mot s'appliquait à des tumeurs de nature bien différente.

Albernethy avait, dès 1830, étudié le sarcome et tenté une classification de ces tumeurs.

Müller les décrivit en partie sous le nom de tumeurs fibreuses albuminoïdes.

Mais, c'est avec Lebert, en 1845, que l'on voit la question sortir de l'obscurité. Frappé de l'aspect fusiforme de nombreux éléments contenus dans ces tumeurs, il les désigna sous le nom de fibro-plastiques, et, considérant la différence qu'elles présentaient au microscope avec le cancer, il affirma qu'elles ne constituaient pas des tumeurs malignes, opinion que l'expérience clinique, personnifiée à cette époque par Larrey, Chassaignac, vint bientôt renverser.

M. le professeur Robin (*In* comptes rendus de la Société de biologie 1849, 1re série, tome I, page 149) montre l'existence de deux nouvelles espèces d'éléments anatomiques. Il décrit les tumeurs embryoplastiques qu'il croit devoir séparer des sarcomes et que nous retrouverons plus tard, au contraire, rangées dans cette classe de tumeurs par Cornil et Ranvier et désignées par ces auteurs sous le nom de sarcome encéphaloïde, lorsque Billroth les appelait sarcomes à cellules rondes.

M. Robin décrit enfin ses tumeurs à médullocelles et à myéloplaxes, *myéloid tumors* de Pajet, que MM. Cornil et Ranvier, dans leur Manuel d'anatomie pathologique, font rentrer dans le sarcome myéloïde.

Quant à Virchow, il sépare des sarcomes quelques tumeurs, qui, jusque-là, étaient confondus avec elles et les désigne sous le nom de glyomes et de psammomes.

MM. Cornil et Ranvier enfin définissent les sarcomes: « des tumeurs constituées par du tissu embryonnaire pur ou subissant une des premières modifications qu'il présente pour devenir un tissu adulte. »

Cette partie historique du sarcome en général esquissée rapidement, nous nous hâtons de revenir au point spécial qui nous intéresse, au sarcome primitif des muscles.

Disons de suite que c'est une affection extrêmement rare, à tel point que quelques histologistes et des plus éminents disent qu'ils n'en connaissent pas d'exemple; cependant, nous avons pu réunir un certain nombre d'observations qui prouvent que cette affection existe réellement.

Certes, pour convaincre le lecteur, nous serons obligé, dans cette discussion, de ne point remonter à une époque trop lointaine, alors que le sarcome est confondu avec le carcinome et diverses tumeurs des muscles.

En 1866, M. Després cite, dans sa thèse, certaines tumeurs intra-musculaires observées par Teeran, en 1863 ; mais l'examen histologique a manqué ou a été fait d'une façon trop incomplète pour que nous puissions ajouter quelque crédit à cette description.

En 1873, M. Sokolow de Saint-Pétersbourg (Ueber die Entwickelung des Sarcomes in den Muskeln. — Archiv. f. pathol. Anat. Vol. LVII, livraisons 3 et 4), et en 1874, M. C. Weil (Beiträge zur Kenntniss des Muskelkrebses. — Stricker's mediz. Jahrbücher, Heft III, pages 285, 292), ont observé des cas qui se rapportent absolument à celui qui nous occupe, et, qui ont été analysés dans la Revue des sciences médicales (Sokolow 1873, tome II, pages 612 et suivantes. — Weil 1874, tome III, page 127).

En 1880, le 7 janvier, M. Nicaise a lu à la Société de chirurgie une observation très complète de cysto-fibro-sarcome du muscle triceps fémoral, faite par M. le Dr Gross, professeur à la Faculté de médecine de Nancy, et le dernier de ces auteurs rapproche du cas qu'il a remarqué trois observations analogues à la sienne :

a. Myxo-sarcome du muscle couturier (Wolkmann, *Beitrage zur Chirurgie*, p. 249 ; et Billroth *et* Pitha, *Hamb. der spec. Chirurg.*, t. II, deuxième partie, p. 903) ;

b. Myxo-sarcome du muscle du mollet (Billroth, *Chirurg. Klinik, Urin.*, 1869-1870, p. 365) ;

c. Myxome des muscles adducteurs de la cuisse, observé par Kœnig (Wolkmann in Billroth et Pitha, t. II, p. 903.)

Enfin nous devons citer la thèse de M. Lemaréchal (Mai 1880), qui publie quatre observations absolument concluantes avec examen histologique, thèse des plus consciencieuses et à laquelle nous avons fait de larges emprunts.

ORIGINE. — SIÈGE PRIMITIF DU SARCOME DES MUSCLES. — ANATOMIE.

Le lecteur s'étonnera peut-être de n'avoir point vu signalé, dans notre historique, le nom de quelques auteurs éminents qui se sont occupés de la question que nous traitons. Cette omission, nous l'avons faite volontairement pour ne pas nous exposer à des redites, nous promettant de développer, dans le chapitre que nous allons étudier actuellement, les théories des divers auteurs touchant le siège primitif du sarcome des muscles.

Si l'on considère l'origine habituelle du sarcome envisagée d'une façon générale, on se croirait, à priori, autorisé à dire que c'est dans les espaces du tissu conjonctif interfasciculaire qu'elle a lieu ; le faisceau primitif ne serait altéré que secondairement, par compression, et subirait alors l'atrophie simple ou accompagnée de transformation granulo-graisseuse.

« Depuis que l'on connaît mieux, d'autre part, les rapports des tissus les plus compliqués en apparence avec les plus simples, la cellule, par exemple, on invoque plus volontiers l'activité des éléments spéciaux (éléments nobles) dans les divers processus, et le tissu conjonctif longtemps accusé de tout le mal perd chaque jour du terrain. Déjà Waldeyer et Schweiger, Seidel avaient décomposé le faisceau musculaire en cellules; M. Ranvier vient d'en faire autant pour le tissu nerveux et l'on ne voit pas pourquoi, à priori, des cellules simplement transformées ne participeraient pas aux divers processus pathologiques de la cellule. »

Ce sont là des réflexions empruntées à M. Grancher, dans l'analyse qu'il a faite du travail de M. Sokolow (Revue des sciences médicales, 1878, tome II, page 614).

Voyons maintenant ce que donne l'étude des cas spéciaux qu'il a été permis d'observer.

Pour quelques auteurs, en tête desquels se trouvent Förster et Waldeyer, la transformation des cellules du sarcolemme en cellules sarcomateuses serait évidente et le travail de M. Sokolow semble plaider en faveur de cette théorie; mais, pour cet auteur, le sarcome débuterait par les noyaux du sarcolemme, la substance striée ne subirait que des modifications passives et ne serait altérée que secondairement.

L'importance du reste de la question nous autorise, je crois, à reproduire textuellement les conclusions formulées par l'auteur.

1° « Le processus actif de formation d'éléments nouveaux se passe exclusivement dans les faisceaux musculaires (substance musculaire et sarcolemme).

2° « Les éléments des faisceaux musculaires se transforment en cellules spéciales.

3° « Cette transformation commence dans les faisceaux musculaires par une multiplication des noyaux avec accumulation de protoplasma autour d'eux.

4° « Les éléments nouveaux remplissent la gaine du sarcolemme et prennent le caractère de cellules.

« C'est le début du sarcome.

5° « Les cellules rondes ou ovales se transforment en cellules fusiformes ornées de prolongements et entourées de protoplasma. »

« Le sarcome existe.

6° « Les cellules offrent les mêmes réactions microchimiques que les éléments cellulaires.

7° « Pendant ces transformations, *le tissu musculaire*, ou mieux *la substance triée* ne subit que des *modifications passives*. C'est une atrophie simple ou avec dégénérescence granuleuse ou graisseuse précédant la destruction.

8° « Dans le developpement du sarcome, une faible partie des faisceaux musculaires subit la transformation indiquée. La plus grande partie du muscle s'atrophie. De plus, les faisceaux musculaires transformés en sarcome ne sont jamais pris que secondairement. »

Une étude de M. Weil (Revue des Sciences médicales, tome III, page 127), plaide dans le même sens.

Pour tous les autres auteurs, au contraire, l'origine du sarcome des muscles se ferait dans les espaces cellulaires, et voici, entre autres, ce que disent MM. Cornil et Ranvier à ce sujet : « Le développement de la masse morbide se fait toujours par une production de tissu embryonnaire dans les espaces de tissu conjonctif, qui, comprimant les faisceaux primitifs du muscle, détermine une atrophie simple ou accompagnée d'une transformation granulo-graisseuse. Cette dernière forme d'atrophie se rencontre surtout dans les cas où la formation de tissu sarcomateux est très rapide. »

En somme, d'après ces auteurs, c'est dans le tissu cellulaire interfasciculaire que se ferait le développement de la tumeur, les éléments spéciaux, muscle et graisse, joueraient un rôle passif, subiraient l'atrophie du fait de la compres sion.

C'est là aussi l'opinion de Rindfleisch et de M. Feltz ; ce sont là encore les conclusions auxquelles M. Gross a été amené dans le cas lu par M. Nicaise à la Société de chirurgie (janvier 1880), et l'examen des observations publiées par M. Lemaréchal (thèse de Paris 1880) conduit aux mêmes résultats.

C'est encore l'opinion de l'école de M. Robin et celle qui est, nous devons le dire, le plus d'accord avec nos connaissances embryogéniques.

Le cas que nous avons eu nous-même sous les yeux nous force à accepter la dernière de ces théories. Le tissu musculaire que l'on rencontrait du reste, à la périphérie de la tumeur, avait seulement subi la dégénérescence granulo-graisseuse et l'atrophie.

« Lorsqu'on examine une tumeur intra-musculaire, on observe souvent une multiplication assez notable des cellules du sarcolemme ; le protoplasma devient plus évident qu'à l'état normal et quelques auteurs ont cru trouver dans ce phénomène l'explication du développement et du siège primitif du mal. Mais c'est là un fait qui n'est point spécial au sarcome. (Cornil et Ranvier). »

Il se rencontre dans toutes les tumeurs intra-musculaires, comme l'ont indiqué les auteurs auxquels nous empruntons le passage précédent, et qui montre l'erreur qui avait fait placer dans ces modifications des noyaux l'origine du sarcome musculaire.

ETIOLOGIE.

Le sarcome des muscles n'est rare qu'autant qu'on le considère comme né primitivement dans ces organes; le sarcome secondaire est assez fréquent. Wolkmann, Gosselin, Verneuil, etc., ont publié de nombreux cas de cette dernière variété.

Considérant, d'autre part, les observations de sarcome primitif des muscles publiées jusqu'à ce jour et y joignant celle que nous publions ici, nous arrivons au nombre de sieze, chiffre déjà respectable si l'on songe que c'est seulement dans ces dernières années que nous avons dû puiser nos observations, le sarcome étant autrefois confondu avec des tumeurs de nature fort différente.

Quoique ces tumeurs puissent se développer à des âges variables, on les voit, d'une manière générale, apparaître dans l'âge mûr ou vers son début, entre 25 et 50 ans. Le malade de M. Gross (de Nancy) avait 40 ans ; dans deux cas cités par M. Lemaréchal, nous relevons 40 ans chez l'un, 35 ans chez l'autre. Dans un troisième cas du même auteur, la grosseur s'était développée sur un homme de 40 ans, mais la même tumeur avait apparu sur une jeune femme de 22 ans. Enfin, notre observation a trait à un malade de 35 ans.

Notons que le sexe masculin nous paraît peut-être plus sujet à cette affection.

Quelquefois, pour expliquer l'apparition de la tumeur, on trouve une chute, une contusion, des frottements répétés, la pression quotidienne exercée sur le même point par un instrument d'un certain poids, en un mot, une violence extérieure quelconque. Un sarcome s'est en effet développé chez un homme à l'endroit où frottait l'anse d'un panier qu'il avait l'habitude de porter au bras, et chez un officier à l'endroit où frappait le fourreau de son épée lorsqu'il était à cheval. Pajet cite, dans l'étiologie des tumeurs, les violences, les contusions, et en rapporte plusieurs exemples dans ses *lectures on tumors*.

Ce ne sont peut-être là que coïncidences ou vues de l'esprit. Nous savons en effet combien les malades sont poussés par l'idée de rapporter à une violence plus ou moins lointaine, parfois même à un effort, les différentes tumeurs qui peuvent se montrer à la surface du corps.

Mais, en dehors de ces quelques faits qui déjà ne jettent point une très vive lumière sur l'origine de la maladie, en dehors de ces faits, dis-je, nous ne voyons absolument rien qui puisse nous expliquer cette origine ; de même, pour son apparition sur tel point du corps de préférence : d'après de nombreuses observations en effet, les membres inférieurs et supérieurs, la langue seraient le plus souvent atteints.

Enfin, n'omettons pas de signaler que souvent les sarcomes se développent dans des endroits où il y a déjà eu des altérations, soit des cicatrices, soit déjà d'autres tumeurs.

La pathogénie des sarcomes primitifs des muscles rentre dans le cadre de ces tumeurs envisagées en général, et, voici à cet égard ce que dit le Dr Hermann Tillmanns (de Leipzig : Arch. der Heilkund) : « La pathogénie de ces tumeurs a été considérée de deux manières bien différentes. Pour les uns, le néoplasme préexiste dans le sang et est transporté dans la partie où la tumeur se forme ; pour les autres, le tissu néoplasique se forme sur place. Quelle que soit du reste la théorie que l'on admette, il est supposable que les parois des vaisseaux doivent être très souvent le siège de semblables tumeurs. » (M. Lemaréchal, thèse de Paris, page 50).

SYMPTOMATOLOGIE.

Cette partie de la question qui nous occupe est fort écourtée dans les auteurs classiques, et, c'est à peine si nous en avons trouvé quelque ébauche dans les diverses thèses publiées jusqu'à ce jour. Aussi, pour traiter ce côté de notre travail, avons-nous dû faire quelques emprunts à l'excellente leçon clinique de M. le professeur Richet.

Les sarcomes intra-musculaires, presque toujours, à leur début, au moins, forment des tumeurs indolentes ; et c'est seulement lorsqu'elles ont acquis un certain volume qu'elles attirent l'attention du malade, soit que celui-ci, dans une exploration involontaire, vienne à s'apercevoir qu'il porte une tumeur en un point du corps, soit, au contraire, que le sarcome vienne par sa présence apporter quelque gêne dans les fonctions du muscle atteint. Mais, dans quelques cas, on a vu de ces tumeurs s'annoncer plus précoces, lorsque, par exemple, elles se trouvent comprimer un filet nerveux passant à leur niveau.

A l'examen de la région malade, et, si la tumeur est peu volumineuse, on n'observe souvent aucune trace de dilatation veineuse à ce niveau, point de changement de coloration de la peau, mais, souvent aussi et surtout si la tumeur a pris des proportions plus considérables, on voit des veines gonflées, variqueuses, parcourant la peau à la surface pour aller se perdre dans les parties voisines, et quelquefois enfin, surtout si la tumeur a subi des explorations réitérées ou faites sans ménagement, on peut voir la peau prendre en masse une coloration rouge variant depuis le rose jusqu'au violet foncé. Elle conserve, surtout dans le premier cas, toute son épaisseur, sa consistance normale; souvent elle s'épaissit néanmoins et semble reposer sur un véritable empâtement du tissu cellulaire sous-cutané.

Qu'elle affecte l'un ou l'autre de ces caractères, on peut la pincer, la soulever, la détacher avec très grande facilité de la tumeur dont elle reste indépendante, à moins, bien entendu, que le néoplasme, rompant ses barrières, ne soit venu envahir les tissus voisins.

Ces caractères suffiraient déjà à faire prévoir que c'est à une tumeur profonde que l'on a affaire et l'on sera certainement fixé sur son siège sous-aponévrotique lorsqu'on poussera un peu plus loin l'exploration.

La tumeur reconnue, si nous plaçons la partie malade dans une situation telle que les aponévroses se trouvent distendues, la tumeur qui, lors de leur relâchement, restait facilement accessible devient, au contraire, très difficile à atteindre et disparaît dans les tissus profonds, bridée qu'elle devient dès lors par l'aponévrose tendue à son niveau, et forcée, dès qu'elle subit cette compression, d'aller chercher un refuge dans les parties molles, situées au-dessous du plan aponévrotique, mode d'exploration qui nous montre déjà que si l'on veut aller à la rencontre des signes physiques de la tumeur, c'est dans le relâchement qu'il faudra mettre les plans aponévrotiques; et, nous verrons que c'est dans cette situation encore qu'il faudra chercher à placer les muscles lorsqu'on sera assuré que c'est bien dans leur épaisseur que siège le mal.

Voici comment on peut reconnaître cette situation :

Si après avoir senti la tumeur lorsque les muscles étaient dans le relâchement, on ordonne au malade de mettre la partie dans une situation telle que ses muscles entrent en contraction, ou encore si on recommande au malade de contracter volontairement ses muscles, alors on voit la tumeur disparaître absolument et se perdre dans l'épaisseur du muscle devenu dur, entré, en un mot, en contraction. Et, avant même qu'on ait eu recours à ce mode d'exploration, on aura pu prévoir le siège de la tumeur dans un muscle, grâce à ce fait que, dans le relâchement de la partie, la grosseur se laisse assez bien déplacer selon le diamètre perpendiculaire à la direction du muscle et ne peut, au contraire, subir que des mouvements bien limités si on cherche à les produire selon le grand axe du muscle atteint.

Donc, la tumeur reconnue sous-aponévrotique, son siège dans l'épaisseur d'un muscle étant certain, si l'on place la partie dans le relâchement, voici les symptômes physiques que nous pourrons constater.

En palpant la région malade, on trouve une tumeur tantôt dure, arrondie, non bosselée, analogue à celle qui fait le sujet de notre observation, d'autres fois, au contraire, lobulée, inégale et à surface irrégulière, mamelonnée.

Sa consistance peut varier, mais elle est cependant, en général, plutôt dure et offre, dans quelques cas, une certaine élasticité, une certaine rénitence, à tel point qu'elle a pu quelquefois donner la sensation véritable de fluctuations et rendre hésitant le diagnostic des hommes les plus expérimentés.

Lobulée enfin, elle peut offrir dans tous les points saillants une consistance analogue, mais aussi offrir pour chacun d'eux une consistance différente voire même, en quelques points une véritable fluctuation, phénomène rapporté avec raison à la présence de kystes développés au sein de la tumeur.

Les ganglions lymphatiques, et c'est là un facteur important sur lequel nous reviendrons à propos de la généralisation de ces tumeurs, les ganglions, dis-je, sont rarement atteints.

La tumeur, après avoir acquis un certain volume, peut rester stationnaire ; le plus souvent elle continue à s'accroître d'une façon lente pour atteindre un volume assez considérable, mais elle se développe promptement si une cause d'irritation vient à la toucher : examens répétés, fréquents, incision par erreur de diagnostic, travail excessif des muscles atteints et ponction exploratrice ; c'est là un fait sur lequel insiste beaucoup M. le professeur Richet.

Enfin, lorsqu'elle avait pu jusqu'ici passer inaperçue, grâce à son petit volume, elle atteint quelquefois et rapidement des dimensions qui la rendent appréciable, ceci, à la suite d'un coup, d'un traumatisme quelconque ; de là, l'insistance que mettent les malades à rapporter à ce genre de causes l'apparition de leur mal ; et c'est souvent à l'action de ces divers agents qu'il faut rapporter l'existence d'une coloration violacée de la peau au niveau de la tumeur, de chaleur au niveau du point malade, ce qui nous conduit à parler quelque peu de la température dans les cas qui nous occupent.

J. A. Estlander, en 1877 (Nord méd. — arkir. Bond. IX), a rapporté plusieurs cas dans lesquels il avait constaté une élévation thermique de 0°,4 à 1°,5 au niveau de la tumeur, de plus que du côté sain, et il ajoute que cette élévation thermi-locale peut subir un rapide accroissement et la fièvre se montrer très vite dans les cas où la tumeur offre une rapide augmentation de volume.

M. Canchois (thèse de M. Lemaréchal, citée plus haut) a publié l'observation d'une jeune fille de 25 ans portant à la partie moyenne du bras, depuis cinq mois, une tumeur assez volumineuse.

La température prise dans les deux aisselles a donné, les 27-30 août et 1er décembre :

Du côté de la tumeur	37,9 — 38,2 — 38,4
Du côté sain	37,6 — 37,5 — 37,7

Il est difficile, dit M. Verneuil, de savoir à quoi rattacher cette fièvre.

On pourrait, dans quelques cas, lorsque la tumeur a été explorée beaucoup, invoquer peut-être la phlegmasie des téguments, des inflammations, des dégénérescences de la tumeur ; mais on a toujours constaté de l'élévation thermique, même la tumeur laissée dans le repos absolu ou restée simple, exempte de toutes complications, fait qui ruine, bien entendu, l'explication que nous venons d'exposer.

L'élévation de la température générale a été bien mise en évidence, par M. Verneuil, sur deux malades qui portaient chacun une tumeur fibreuse de la cuisse et qu'il laissa au repos le plus absolu ; la fièvre, continue chez l'un, rémittente chez l'autre et qui avait persisté chez les deux lorsqu'ils n'étaient point débarrassés de leur tumeur, cessa, au contraire, dès qu'ils furent opérés. — Et l'auteur conclut légitimement que le seul traitement de cette fièvre est l'ablation du néoplasme. (Verneuil. — Revue mensuelle de médecine et de chirurgie, 1878. Fièvre symptomatique des néoplasmes).

Avec cette élévation thermique, peu élevée, il est vrai, le malade conserve son appétit, le sommeil ; l'état général reste ou à peu près bon, au moins en apparence ; ce n'est que quand il y a récidive ou généralisation que l'on voit survenir des troubles notables dans l'état général, cachexie et le cortège alarmant de tous les symptômes qui annoncent la généralisation du néoplasme à un ou plusieurs organes de l'économie, chapitre que nous nous réservons de traiter dans la marche de la maladie.

MARCHE.

Le début de ces tumeurs est, nous l'avons dit, insidieux, leur marche progressive ; ce n'est, en général, qu'à propos d'un traumatisme, d'une exploration trop souvent réitérée, d'un traitement intempestif, etc., que l'on voit l'affection prendre en peu de temps des proportions considérables, et c'est, nous pouvons le dire à l'avance, cet accroissement assez subit qui permet, dans quelques cas, de porter le diagnostic.

« Les signes physiques nous ont fait hésiter, dit M. le professeur Richet, entre un fibrome pur et un fibro-sarcome et jusque dans les derniers jours qui précédèrent l'opération ; ce n'est que la rapidité du développement qui nous a fait croire dans cette tumeur à la présence d'éléments sarcomateux. »

La tumeur, lorsqu'elle n'a point atteint des dimensions notables, reste toujours limitée au muscle, mais elle peut aussi, rapidement ou plus tard, envahir les organes voisins et déterminer des troubles en rapport avec la lésion de ces derniers et qui deviennent des plus sérieux si la propagation se fait aux vaisseaux sanguins, ce qui nous conduit à parler de la généralisation.

Tant que la tumeur n'a point franchi ses premières limites, elle détermine peu de troubles ; l'état général, à part la fièvre que nous avons signalée, reste en apparence très satisfaisant. Mais si, au contraire, elle touche à quelque organe important, si elle se généralise, on voit survenir des symptômes en rapport avec le siège du mal et toujours alarmants puisqu'ils sont l'indice d'un nouveau foyer de l'affection.

« Les vaisseaux lymphatiques et les ganglions restent sains chez notre malade, dit M. le professeur Richet, mais ce n'est point là une preuve qu'il n'y ait pas généralisation. Le sarcome, en effet, ne se généralise pas toujours par les lymphatiques ; Broca avait remarqué que, contrairement à ce que l'on voit dans le cancer, le sarcome se généralise de préférence par les vaisseaux sanguins. »

C'est là ce qu'a montré M. Ranvier, et c'est là aussi l'opinion de Virchow : « Le sarcome, dit cet auteur, laisse *souvent* intacts les vaisseaux et ganglions lymphatiques et l'on a vu des sarcomes se généraliser, apparaître à quelque distance du point primitivement atteint sans que les vaisseaux lymphatiques ou les glandes intermédiaires aient jamais subi la moindre altération, fait qui force à penser que la généralisation se fait par le sang. »

Acker est encore du même avis et voici comment il explique la généralisation. Les vaisseaux sanguins seraient envahis par le néoplasme et des parcelles de celui-ci entraînées iraient dans les capillaires d'autres organes former des thrombus. A ce niveau, les capillaires se multiplieraient, se ramifieraient dans la masse thrombotique et une nouvelle tumeur se développerait en tout analogue à la première (Deutches Archiv. für klinsch med 1872).

Dans un cas, le Dr Hermann Tillmant, de Leipzig (Arch. der Heilkunde, 1876), aurait vu un sarcome de la jambe qui aurait produit une thrombose avec développement sarcomateux dans la veine crurale du même côté et ultérieurement se serait généralisé aux poumons.

Le sarcome met à se généraliser beaucoup plus de temps que le carcinome; mais dès, qu'il a commencé à envahir l'économie, sa marche est absolument la même que celle de cette dernière tumeur.

L'observation de M. Gross (de Nancy) est à ce sujet bien démonstrative. Un malade portait à la face antérieure de la cuisse un sarcome depuis le mois de juin 1876. Opéré le 4 décembre 1877, il entrait en 1878 pour une récidive à la même place avec tumeur colossale à ce niveau et qui nécessite la désarticulation de la hanche. Mais, à partir de ce jour, l'état général du malade devient de plus en plus inquiétant et il succombe six mois après l'opération avec une cinquantaine de noyaux cancéreux disséminés çà et là, dans les poumons, le foie, etc.

Une observation de M. Joffroy, à cette époque interne de M. Millard (1871), nous rappelle un homme de 58 ans qui portait un sarcome des masses musculaires vertébrales. La tumeur augmentant sans cesse perfora le canal vertébral, pénétra dans la veine cave. Celle-ci fut trouvée à l'autopsie obturée par un bouchon sarcomateux et des tumeurs analogues se trouvaient dans beaucoup d'organes ;

foie, estomac, etc. (thèse de M. Lemaréchal, page 52). C'est là une observation que nous avons cru devoir reproduire puisqu'elle nous indique, dans ce cas au moins, le mode de généralisation du néoplasme (veine cave) et sa marche rapide dans cette infection métastatique.

On trouvera enfin éparses dans la science quelques observations venant à l'appui de ce mode de généralisation, telles sont celles que M. Villary publie dans sa thèse (Paris, 1876) ; une, entre autres, de MM. Hayem et Grauf (Gazette médicale de Paris, 1874), et qui donne lieu à la remarque suivante de M. Henri Huchard :

« Cette observation est un exemple remarquable de sarcome secondaire du poumon, dont le point de départ a été la petite tumeur qui existait depuis plus d'une année en avant du tibia. Il est très probable que *la tumeur pulmonaire a une origine embolique*, que le sarcome du tendon *a perforé une veine*, et que du genou il est allé envahir le tissu pulmonaire. Ce qui prouve cette assertion de l'origine embolique du sarcome, c'est l'envahissement de la veine cave supérieure par le sarcome pulmonaire. C'est aussi l'intégrité du ganglion de l'aine paraissant le plus malade et que ce n'est pas par la voie des lymphatiques que s'est produite la tumeur secondaire. » (Revue de M. Hayem, 1875).

Disons enfin que, si on abandonne la tumeur à elle-même, on peut la voir peu à peu envahir les tissus voisins, arriver à l'ulcération, ainsi que le prouvent nombre de faits rapportés par divers auteurs.

DIAGNOSTIC.

Reconnaître un sarcome primitif des muscles est chose difficile, et, à l'époque en effet où il est utile de faire le diagnostic, lorsque le sarcome n'a pas encore retenti sur la santé générale, c'est sur les symptômes physiques seuls que l'on peut compter, et ceux-ci présentent malheureusement avec d'autres tumeurs de fréquentes analogies.

Et ce n'est pas seulement avec des tumeurs solides que l'erreur peut être faite; on peut confondre encore les sarcomes des muscles avec des humeurs liquides. Aussi, devrons-nous examiner successivement ces deux variétés de tumeurs.

Le lipome des muscles présente une masse molle, à surface irrégulière, lobulée, indolente; mais, si les lobules sont peu serrés, il arrive de sentir une crépitation particulière qui mettrait sur la voie du diagnostic.

Les gommes syphilitiques intra-musculaires sont très fréquentes, aussi doit-on toujours songer à leur présence lorsqu'on a affaire à une tumeur musculaire. — Elles donnent quelquefois lieu à des douleurs avec raideurs musculaires, quelquefois un peu d'empâtement périphérique lorsque la gomme se ramollit.

A leur début, elles restent assez longtemps solides et peuvent offrir beaucoup de points communs avec les sarcomes. Mais ultérieurement ou depuis longtemps, on constate qu'elles tendent à se ramollir, qu'elles deviennent d'abord demi solides, puis liquides, offrant alors une véritable fluctuation, et l'on voit ici la tumeur s'entourer comme d'une sorte d'empâtement; la peau envahie perd sa mobilité et ne peut être soulevée. On en trouve quelquefois en d'autres points de l'économie. Leur durée, leur marche, ne sont pas les mêmes que celles du sarcome; enfin, le traitement spécifique (iodure de potassium et mercure) et une ponction exploratrice, ramenant dans le cas d'une gourme un liquide séro-purulent un peu louche, feraient le vrai diagnostic.

Les fibromes auraient rarement été trouvés ailleurs que dans la langue, l'utérus. Au cas où ils se trouveraient en d'autres points de l'économie, la marche de l'affection aiderait à reconnaître la variété des tumeurs à laquelle on a affaire. Longtemps, en effet, M. le professeur Richet crut chez notre malade à la présence d'un fibrome; ce n'est que le développement rapide de la tumeur à la suite d'explorations réitérées qui lui fit croire à la présence d'éléments sarcomateux.

L'enchondrome serait reconnu à sa surface bosselée, mamelonnée, à sa consistance tantôt dure, tantôt molle, fluctuante; d'autres fois, à la sensation parcheminée qu'il présente sous le doigt.

Les ossifications des muscles, des tendons siègent surtout aux points où existe une cause d'irritation et se présentent souvent aux extrémités des muscles, dans les tendons. En ce dernier cas, on rencontrera souvent les signes d'une arthrite sèche à laquelle il faut les rattacher. Leur consistance particulière dans le premier cas les ferait reconnaître.

Tous les chirurgiens savent quelle difficulté on éprouve parfois à diagnostiquer les kystes hydatiques des muscles, à tel point que c'est presque exclusivement pour ces affections que nous avons tenu à faire un chapitre sur les tumeurs liquides.

Si le kyste hydatique reste peu tendu, on peut toujours percevoir nettement la fluctuation; mais, si le liquide vient à distendre outre mesure la poche, le signe que nous venons de mentionner arrive à manquer. Alors on aura pour se guider ce fait que les kystes hydatiques restent longtemps stationnaires ou ne progressent qu'avec régularité ; cependant, si des explorations intempestives avaient irrité la tumeur, on pourrait la voir plus rapidement augmenter de volume. Dans tous les cas, une ponction exploratrice ferait le diagnostic, et nous devons ajouter que si la poche est considérable, on sentira peut-être le frémissement hépatique

Les hématomes des muscles offrent quelquefois sur leur surface des ecchymoses, et, à leur périphérie, comm un véritable empâtement. Ce sont des tumeurs bossolees, d'une consistance parfois ferme, et au cas où cette consistance serait assez considérable pour se rapprocher de celle des sarcomes, la connaissance de la cause, un coup, une piqûre, dévoileraient le diagnostic.

Citons enfin les abcès qui, par leur douleur, la tuméfaction, l'œdème et la fluctuation, ne pourront guère se confondre avec les tumeurs que nous étudions.

Disons-le ici, du reste, dans tous les cas où le diagnostic sera hésitant, il faudra examiner avec un soin minutieux la marche de l'affection, lente parfois dans les tumeurs bénignes, plus rapide, au contraire, dans le sarcome; et, à côté de l'observation qui fait le fond de notre travail, nous reproduisons, selon le conseil de M. le professeur Richet, un cas de tumeur de la joue, ceci afin de bien montrer la marche différente des deux affections qui se sont présentées à nous en même temps et dont le diagnostic paraissait incertain au début de l'examen.

Enfin, on pourra toujours recourir à la ponction exploratrice qui offre peut-être cet inconvénient d'accélérer quelque peu la marche dumal, complication à laquelle le chirurgien saura du reste opposer de suite une barrière en pratiquant l'extirpation ; ainsi le diagnostic se trouvera éclairci.

C'est souvent par élimination que l'on arrive au diagnostic du sarcome; et, la nature de la tumeur reconnue, il faudra chercher à quel genre elle appartient.

Le sarcome encéphaloïde acquiert très vite un volume énorme ; il a de la tendance à se généraliser avec rapidité.

Le sarcome fasciculé présente un volume variable, mais moindre en général que l'encéphaloïde. Il est plus dur, se rapproche du fibrome; son développement est plus lent.

(Le myxo-sarcome, dit M. le professeur Richet, est plus mou que le sarcome fasciculé ; par la ponction on en fait sortir un liquide muqueux, filant. Le lympho-sarcome offre à peu près les mêmes caractères, excepté à la première période où il est dur.)

PRONOSTIC.

Si l'on s'en rapporte aux données de la pathologie générale, le sarcome primitif des muscles entraînerait à sa suite un pronostic assez sérieux et ne saurait être rangé parmi les tumeurs complètement bénignes.

La tumeur, en effet, abandonnée à elle-même arrive à déterminer de graves désordres et à amener une terminaison fatale.

Vient-elle à être enlevée. on doit néanmoins craindre qu'elle ne se reproduise sur place ou même à distance et redouter en un mot que le sarcome ne se généralise.

Les diverses observations de sarcôme bien avéré que nous avons pu recueillir remontant à une époque bien rapprochée de nous, il nous a été impossible de trouver parmi elles beaucoup de preuves de généralisation. Néanmoins dans l'observation de sarcome due à M. Gross, il y eut généralisation aux poumons, au foie, et dans la thèse de M. Lemaréchal nous relevons ce passage à propos d'un fibro-sarcôme de la région du fascia lata : « Notons l'excessive gravité de ce cas: trois tumeurs se reproduisant à la même place dans l'espace de quatre ans et coïncidant avec l'affaiblissement progressif de la malade et un mauvais état général. » Ce sont là des faits qui, ajoutés à celui que l'observation de M. Joffroy a mis en lumière, doivent forcer le chirurgien à réserver son pronostic et à l'assombrir plutôt que de le présenter sous un aspect trop bénin.

TRAITEMENT.

La nature de la tumeur reconnue, l'iodure de potassium, le mercure ayant été administrés en cas de doute sur les antécédents syphilitiques, une ponction ayant été faite pour rendre le diagnostic plus certain, il reste bien évident que tout traitement médical, qu'il soit employé localement ou à l'intérieur, resterait sans effet aucun, et le chirurgien doit intervenir activement.

Au premier abord, il semble quelque peu téméraire d'enlever une tumeur quelquefois peu volumineuse et qui ne retentit point sur l'état général ; mais c'est précisément à cette période, dit M. le professeur Richet, qu'il faut intervenir; plus tard et si la santé générale venait à s'altérer, toute intervention chirurgicale deviendrait inutile ou dangereuse et le chirurgien aurait à se reprocher sérieusement sa trop coupable hésitation. — Du reste, en supposant que l'état général se maintienne bon pour quelque temps encore, l'augmentation de volume sans cesse croissante de la tumeur forcerait bientôt à intervenir. Et l'on doit d'autant plus se décider pour l'opération précoce que nombre de sarcomes n'ont point reparu à la suite de l'ablation. Il est à ce sujet une observation intéressante dans la thèse de M. Lemaréchal, celle qui porte le numéro 4. Le malade qui est en cause, opéré d'une récidive par M. Broca en 1876. n'avait vu réapparaître de tumeur en aucun point du corps et son état général était en 1880 des plus satisfaisants.

Opérer donc sans longtemps attendre et prématurément, opérer même, s'il faut s'en rapporter à l'observation suscitée en cas de récidive, nous disons récidive et non-généralisation, car en ce dernier cas toute intervention deviendrait inutile et dangereuse.

Tous les auteurs s'entendent sur ce fait, c'est qu'il faut autant que possible dépasser les limites du mal, entrer dans les tissus sains et ne pas se contenter d'énucléer simplement la tumeur sans toucher aux parties environnantes.

Le mode opératoire varie, bien entendu, selon la région atteinte, sa vascularisation, sa constitution anatomique, et à ce propos, M. le professeur Richet insiste sur ce fait que ces tumeurs, si elles se développent sur la face, dans la région génienne, par exemple, doivent être enlevées par l'extérieur. Par ce procédé, en effet, leur extirpation est rendue plus aisée, le passage des instruments plus facile ; en outre, la suppuration ne déverse pas incessamment ses produits septiques dans la cavité buccale pour déterminer l'auto-infection et il est possible d'instituer un traitement antiseptique.

Aux membres il y a de grands avantages à employer la bande hémostatique ; on évite ainsi aux malades une perte de sang quelquefois considérable, si la dissection de la tumeur dure quelque peu ; enfin, opérant sur des tissus exsangues, la dissection se fait pour ainsi dire « à blanc » et l'œil peut suivre avec la plus grande facilité le progrès de l'opération.

C'est dire que notre exellent maître emploie de préférence le bistouri parce qu'il permet de s'aider de la bande élastique et présente comme avantage la facilité de suivre tous les progrès de l'opération. Le chirurgien est sûr par conséquent de dépasser autant qu'il le juge nécessaire les limites du mal sans jamais laisser de débris du tissu néoplastique. Enfin, dans deux cas que M. Richet opéra coup sur coup, l'un avec le bistouri, l'autre avec le thermo-cautère, il y eut guérison chez le premier et récidive, au contraire, chez le second malade au bout de deux mois.

Nous ne parlerons que pour mémoire de la compression que Velpeau eut l'idée un instant d'exercer dans le but d'amener l'affaiblissement de la tumeur.

Nous citerons l'écraseur linéaire qui pourrait à la rigueur être employé si la tumeur est superficielle, pédiculée ou siège dans une région vasculaire, mais qui présente ce grave inconvénient, c'est qu'il force le chirurgien à agir souvent à l'aveugle et le fait quelquefois laisser dans la plaie des portions de tissu qui auraient dû être extirpées.

Enfin quelques auteurs ont eu recours à des caustiques

(pâte de Canquoin, etc.), moyens qui offrent ces graves inconvénients d'agir avec trop de lenteur, de déterminer des douleurs parfois un peu vives et auxquels on peut reprocher comme à l'écraseur linéaire de contraindre l'opérateur à agir sans posséder la faculté de savoir où s'arrêter.

OBSERVATIONS

Fibro-sarcome de l'avant-bras.

Pour notre observation, nous ne saurions mieux faire que de reproduire l'excellente leçon clinique de M. le professeur Richet. — (Recueillie par M. Bertheux, interne des hôpitaux.)

Le malade qui nous intéresse est un bijoutier, âgé de 35 ans, lit n° 9, salle Saint Landry ; santé bonne, sans antécédents notables.

Il y a quatre mois, il a vu apparaître à la partie supérieure de l'avant-bras, en dehors et un peu en arrière, une petite tumeur de la grosseur d'une noisette, non douloureuse, roulant facilement sous le doigt.

Dans la première quinzaine de décembre 1880, cette tumeur stationnaire et non gênante s'est développée subitement, ce qui a inquiété notre malade.

A son entrée à l'hôpital, le 15 décembre, la tumeur était moitié moins volumineuse que maintenant. Cette augmentation est due en partie aux examens fréquents qui ont été faits, à une ponction exploratrice pratiquée le 5 janvier 1881.

Etat actuel. — La peau qui recouvre la tumeur est un peu rouge, sans développement veineux apparent.

Tissu cellulaire empâté.

Grosseur : noix verte avec son enveloppe.

Siège : au-dessous de l'articulation du coude dont elle est indépendante ; le radius tourne librement au-dessous d'elle sans lui imprimer de mouvement.

Cette tumeur est mobile transversalement, immobile verticalement, disparaît presque sous les doigts dans les mouvements de pronation et de supination, ce qui prouve qu'elle n'est située ni dans le tissu cellulaire sous-cutané, ni au-dessus de l'aponévrose de l'avant-bras, mais bien dans l'interstice musculaire, les fibres musculaires se déplaçant facilement dans le sens transversal, mais non dans le sens vertical.

Dure, d'une dureté élastique, rénitente, qui peut faire hésiter sur la présence du liquide ; à certains moments, on peut croire à une fluctuation profonde. Elle est non bosselée, régulière, arrondie.

Est-ce une tumeur liquide ?

La ponction exploratrice a résolu négativement cette question ; le trocart retiré, il n'est rien sorti de cette tumeur ; lardée avec la canule seule, elle n'y laisse pénétrer aucun élément anatomique.

Parmi les tumeurs qui peuvent se développer dans les muscles, il faut d'abord penser aux tumeurs syphilitiques constituées par des épanchements plastiques à l'intérieur du muscle ; solides d'abord, puis demi-solides, elles finissent par se ramollir et deviennent purulentes. — Malgré les dénégations formelles du malade à l'endroit des antécédents syphilitiques, le traitement mixte à l'iodure de potassium et au mercure a été institué et continué pendant près de trois semaines, et malgré cela, non seulement la tumeur n'a pas diminué de volume, mais elle a augmenté considérablement. De plus, dans l'hypothèse d'une gomme, la ponction eût donné des renseignements positifs.

Restent les tumeurs rares.

Le lipome ? Cette tumeur n'en a nullement les caractères. Elle n'en a ni la consistance, ni la structure lobée, ni cette crépitation particulière qu'on y perçoit parfois à la palpation. Ce n'est donc pas un lipome.

Serait-ce un sarcome ?

Le sarcome primitif est extrêmement rare ; on en connait seulement quelques observations probantes avec examen histologique (thèse de M. Lemaréchal, mai 1880).

Si c'est un sarcome, à quelle variété ?

Le diagnostic n'a pas ici peut-être un grand intérêt immédiat, mais il est toujours bon de serrer la vérité d'aussi près que possible. C'est pourquoi, dans le cas particulier, il faut se prononcer entre le lympho-sarcome, le myxo-sarcome et le fibro-sarcome.

Le myxo-sarcome est plus mou. — Par la ponction on en peut sortir ordinairement un liquide muqueux, filant. De plus en le lardant en différents sens avec la canule du trocart, on en rapporte quelques débris de tissu, quelques éléments anatomiques.

Nous en dirons autant du lympho-sarcome dont les caractères sont à peu près les mêmes, excepté à la première période où il est dur.

Cette tumeur est donc probablement un fibro-sarcome ; et, même jusqu'à ces derniers jours on aurait pu croire à un fibrome pur ; c'est la rapidité du développement qui fait croire en ce moment à la présence dans cette tumeur d'éléments sarcomateux.

Pronostic. Très sérieux.

On ne trouve rien dans les vaisseaux lymphatiques du bras, rien dans les ganglions de l'aisselle. Cependant, ce n'est pas une preuve qu'il n'y ait pas déjà infection. — Le sarcome ne se généralise pas toujours par les lymphatiques. — Broca avait remarqué que, contrairement au cancer pur, le sarcome avait plus de tendance à se généraliser par les vaisseaux sanguins.

On trouve du sarcome dans les vaisseaux, dans les infarctus, dans les embolies, alors qu'il n'y a rien dans les lymphatiques. — Il n'est pas possible de savoir le moment précis de l'introduction de ces éléments morbides dans le courant circulatoire, et, malgré l'absence de lésions dans le système lymphatique, le sarcome peut avoir déjà commencé sa généralisation.

Aussi, bien que cette tumeur soit limitée, entourée d'une enveloppe, il faut en craindre la repullulation, il faut s'attendre à une récidive possible.

Cette tumeur est de celles que Lebert appelait fibro-plastiques pour les différencier du cancer et qu'il rangeait dans les tumeurs bénignes.

Dans des discussions à la Société de chirurgie, il a été prouvé que ces tumeurs peuvent se généraliser et que, si elles n'ont pas toute la malignité du cancer, elles ne peuvent pas néanmoins être rangées parmi les tumeurs complètement bénignes.

Traitement. — L'ablation est le seul traitement rationnel, et, discutant brièvement les divers moyens opératoires, bistouri, écraseur, thermo-cautère, caustiques, M. Richet se prononce très nettement en faveur du premier qui seul peut donner l'assurance qu'on enlèvera bien complètement les tissus malades, ce qui est une condition indispensable au succès.

Et à ce propos, il rappelle l'histoire de deux malades opérés l'année dernière dans son service : l'un, au thermo-cautère avait une récidive au bout de deux mois ; l'autre, au bistouri, n'en présentait pas trace après un an.

Pour ménager le sang du malade, M. Richet emploie dans ce cas la bande hémostatique qui permet de disséquer la tumeur « à blanc » pour ainsi dire et dont le seul inconvénient est l'hémorrhagie en nappe consécutive qu'il est facile d'arrêter par un pansement compressif.

Examen et description. — A la coupe, cette tumeur est d'aspect jaunâtre, homogène, sauf sur deux points où elle présente des géodes telles qu'on en rencontre dans les gros corps fibreux utérins. Un liquide de consistance huileuse remplit ces géodes qui, en se développant, constituent les tumeurs fibro-cystiques relativement fréquentes dans l'utérus où on a noté parfois leur disparition par le fait d'une grossesse. Dans ce liquide on ne trouve pas d'éléments figurés. Les géodes n'ont pas de parois propres, ce ne sont donc pas des kystes ; elles ne sont même pas tapissées d'une couche épithéliale. Il y a lieu de croire qu'elles sont dues à une sorte de ramollissement, de régression des éléments de la tumeur elle-même, d'autant plus c'est toujours au centre qn'on les rencontre.

Au contraire, la tumeur tout entière est entourée d'une enveloppe cellulo-fibreuse parfaitement nette et distincte et d'une grande résistance. Cette enveloppe l'isole complètement des fibres musculaires.

A l'examen microscopique, M. Remy, chef du laboratoire, a trouvé des fibres entre-croisées renfermant dans leurs mailles de nombreuses cellules rondes à noyau unique ou multiple, et sur certains points des cellules allongées, fusiformes et même étoilées.

Le diagnostic paraît donc être réellement : *fibro-sarcome.*

D'après cet examen, M. Richet craint que cette tumeur ne soit destinée à se reproduire, non pas sur place peut-être, mais probablement en d'autres points de l'économie et surtout dans les viscères. Car, ce sont là les tumeurs dites par Lebert fibro-plastiques et que l'observation clinique a démontrées aussi sujettes à se généraliser que le cancer proprement dit, contrairement à l'opinion du savant professeur de Breslaw. Ce ne sera pas une récidive proprement dite, mais bien une continuation du travail diathésique, et l'infection ou généralisation ne sera que la continuation de cette affection progressive et envahissante.

Tumeur de l'avant-bras. — Fibro-sarcome avec géodes au centre.

(Le tissu fibreux est plus abondant que les éléments sarcomateux).

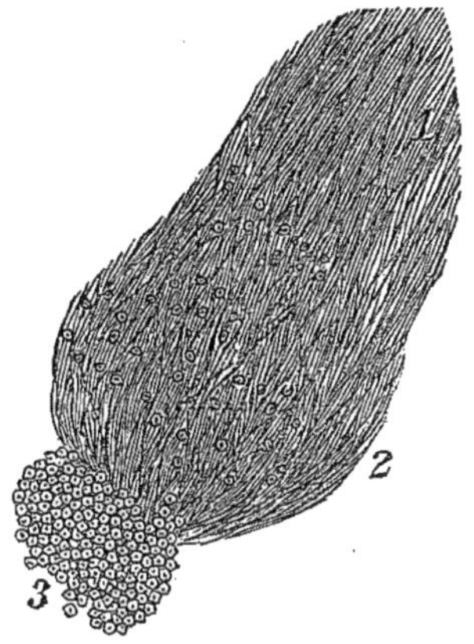

1. Fibres parallèles du tissu cellulaire.
2. Fibres enchevêtrées et parsemées de cellules inflammatoires.
3. Cellules embryonnaires accumulées ou cellules sarcomateuses proprement dites.

Observation d'adénome.

Nous reproduisons cette observation pour montrer la marche différente de cette affection et celle du sarcome.

Le nommé L...(Arthur), âgé de 22 ans, voiturier, entre le 18 décembre 1880, à l'Hôtel-Dieu, salle Saint-Landry, lit n° 13, service de M. le professeur Richet.

Santé bonne, aucun antécédent.

Il y a environ six ans, le malade s'aperçut qu'il portait à la joue une petite tumeur de la grosseur d'une noisette, non douloureuse, roulant facilement sous le doigt. Cette tumeur se développa fort lentement dans l'espace de trois ans.

En 1877, notre malade consulte un médecin qui lui fait une incision par la bouche ; il ne sort que du sang. Alors application de pâte caustique dans la plaie ; la tumeur au lieu de diminuer augmente un peu et atteint le volume d'une grosse noix verte. Depuis deux ans et demi elle n'a pas augmenté.

Aucune gêne, aucune douleur ; mais comme cette grosseur sur la joue rend le malade difforme, il demande une intervention chirurgicale.

Etat actuel. — La peau est saine, sans développement veineux apparent. Pas d'empâtement du tissu cellulaire sous-cutané.

Siège : dans l'épaisseur de la joue gauche, en-dessous de la peau en avant du masséter sans connexion avec les os.

Cette tumeur est mobile latéralement, de bas en haut et semble se prolonger dans la forse zygomatique ; on ne peut lui imprimer de mouvement de haut en bas.

Du côté de la peau elle est dure, lisse, régulière et arrondie ; du côté de la muqueuse elle est lobulée, si élastique qu'elle semble fluctuante et présente une petite cicatrice, trace du traitement commencé en 1877 et qui n'a amené aucun résultat favorable.

Une ponction exploratrice pratiquée par M. Richet prouve une tumeur molle ; mais il n'en est sorti que du sang, et la canule a rapporté une matière couleur gelée de groseille et dans laquelle on rencontre des cellules embryonnaires.

Les ganglions du voisinage ne sont pas engorgés.

Depuis son entrée à l'hôpital, notre malade est soumis au traitement mixte à l'iodure de potassium et au mercure ; la tumeur n'a pas diminué de volume ni de consistance.

L'ablation est faite le 16 janvier, et l'examen microscopique fait par M. Rémy a montré que nous avions affaire à un adénome. Les culs-de-sac glandulaires sont tapissés de cellules épithéliales. On ne trouve aucun élément sarcomateux.

Cysto-fibro-sarcome du muscle triceps fémoral.

Désarticulation coxo-fémorale ; mort six mois après la généralisation de la néoplasie, par M. Gross (de Nancy), Résumé.

F..., cultivateur, âgé de 40 ans, entre le 16 août 1878 dans le service de M. Gross, à l'hôpital Saint-Léon. Cet homme a été bien portant jusqu'en juin 1876. A cette époque, il a remarqué à la face antérieure de la cuisse gauche, vers l'union du tiers supérieur et moyen, un petit nodule du volume d'un gros pois, dur, roulant sous la peau. Ce nodule, né sans cause appréciable, est indolore ; il a grossi lentement jusqu'en mai 1877. A partir de cette époque il a rapidement augmenté, et est devenu le siège de douleurs lancinantes ; la marche est pénible.

Le 1er décembre 1877, F... entre dans le service de M. le professeur Rigaud. A cette date la tumeur mesurait 12 centimètres de long sur 10 de large ; elle était bosselée, d'une consistance ferme et élastique, sans fluctuation, mobile sur les tissus profonds, sans connexion avec le fémur ni avec la peau, qui était saine.

Les ganglions inguinaux étaient intacts, les veines superficielles légèrement dilatées ; pas d'œdème.

État général satisfaisant.

Une ponction faite avec le trocart de Kruss permit de reconnaître la nature sarcomateuse de la tumeur qui siégeait sous l'aponévrose.

L'ablation en est faite le 4 décembre 1877 par la méthode antiseptique ; aux extrémités supérieure et inférieure de la tumeur, on est obligé de couper des faisceaux musculaires.

La tumeur a le volume du poing ; ses parties périphériques sont fermes et résistantes ; le centre est creusé d'une cavité anfractueuse à parois ramollies et contenant environ 50 grammes d'un liquide chocolat. Le microscope montre qu'il s'agit d'un sarcome fuso-cellulaire mélangé d'éléments globuleux.

F... sort guéri le 19 janvier 1878.

Le 16 juillet, il rentre dans le service de M. le professeur Simonin, pour une récidive dont le début remontait au mois de mars. Le malade est pâle, anémique; mais son état général est encore assez satisfaisant.

Il sort pour revenir dans les premiers jours d'août, en demandant qu'on le débarrasse de son membre.

16 août. La cuisse est occupée par une énorme tumeur qui s'arrête en haut à deux travers de doigt de la rotule; elle a 35 centimètres de long et 42 centimètres de large, formant un énorme croissant qui enveloppe les deux tiers de la cuisse; un sillon transversal semble la séparer en deux lobes, dont l'inférieur plus mou présente de la fluctuation. La tumeur est mobile sur le fémur. La peau est altérée, violacée, adhérente, parcourue par des veines volumineuses; l'ancienne cicatrice est ulcérée.

Les articulations de la hanche et du genou sont intactes.

Aucun indice de généralisation.

Le malade réclamant toujours l'opération, M. Gross propose la désarticulation coxo-fémorale, qui est pratiquée le 3 septembre 1878, d'après le procédé ovalaire à raquette antérieure décrit par M. Verneuil, dans son Mémoire à l'Académie; ligature de l'artère fémorale sous l'arcade, section ovalaire de la peau, puis dissection de la tumeur afin de pouvoir arriver sur l'articulation; ce temps de l'opération est rendu difficile par le grand nombre des vaisseaux qu'on rencontre.

La tumeur une fois séparée en dedans et en dehors, M. Gross recherche les vaisseaux fémoraux et passe au-dessus de la tumeur une ligature en masse sous le paquet vasculo-nerveux; la première ligature était à 1 centimètre environ au dessous de l'arcade; il coupe les vaisseaux entre les deux ligatures; un jet de sang considérable jaillit aussitôt. Il provenait de la fémorale profonde qui naissait sous l'arcade au-dessus de la première ligature. La veine fémorale restait béante; on appliqua une pince sur son orifice. L'hémorrhagie fut arrêtée rapidement, mais le malade eut une syncope, et l'on dut interrompre l'opération.

Lorsqu'elle fut reprise, on coupa successivement les muscles internes et postérieurs pour terminer par la désarticulation. Ce dernier temps était rendu tellement difficile par le volume de la tumeur que M. Gross sépara le membre par un trait de scie au-dessous du grand trochanter; puis saisissant l'extrémité supérieure du fémur avec un davier, il acheva l'opération. Celle-ci a duré une heure un quart.

La plaie est lavée avec de l'eau phéniquée au 100°. Elle est laissée béante et recouverte de petites compresses de gaze phéniquée, puis de ouate phéniquée.

Par la dissection on reconnaît que l'énorme tumeur, qui mesure 53 centimètres de circonférence, est située tout entière dans le muscle triceps fémoral. C'est un sarcome globo et fuso-cellulaire dont la structure et la consistance varient selon les points, et qui, dans sa moitié inférieure, présente une cavité d'où s'écoule environ un litre d'un liquide brun, de consistance visqueuse; les parois de la cavité présentent des filaments nombreux.

Suites de l'opération.— La prostration est restée considérable jusqu'au lendemain soir; puis le pouls s'est relevé, la température est montée à 39°. La sécrétion de la plaie est abondante, la suppuratiun s'établit, quelques frissons légers se montrent.

Dès le 14, onze jours après l'opération, un bourgeon sarcomateux naît à un des angles de la plaie; d'autres suivent, ils sont traités par la pâte de Canquoin.

Le 15 surviennent en outre des symptômes d'intoxication phéniquée. A chaque pansement on pulvérisait une solution phéniquée à 1 0/0 et la plaie était recouverte de gaze phiniquée; de plus on faisait des lavages dans ses parties anfractueuses. Le 12 seulement on avait recouvert la plaie de protective.

Il y a de la diarrhée, les urines sont noires; l'analyse, faite par M. Ritter, dit qu'elles renferment peu d'urée et beaucoup d'urates et des quantités assez notables de phénol.

On cesse l'emploi de l'acide phénique, les lavages sont faits avec une solution d'hypermanganèse de potasse, et la plaie est recouverte de compresses de gaze simple. Les urines redeviennent claires.

La récidive fait des progrès, l'état général est mauvais. Les plaques sarcomateuses sont cautérisées plusieurs fois avec la pâte de Canquoin, la plaie cependant se rétrécit peu à peu, mais de nouvelles tumeurs se développent à sa base vers le pubis et l'ischion et gênent par moments la miction et la défécation. La généralisation de la néoplasie devient manifeste et la mort arrive le 17 mars, six mois et demi après l'opération.

Autopsie. — On trouve des noyaux sarcomateux dans les poumons, sous la plèvre pariétale, dans les côtes, dans le foie, dans la colonne vertébrale, dans les os du crâne qui sont perforés, dans les os du bassin ; il y avait ainsi une cinquantaine de tumeurs au moins.

Lympho-sarcome de la cuisse.

(Obs. I de M. Lemaréchal).

Examen et description. — Cette tumeur a été adressée au laboratoire du Dr Latteux par le Dr Millardet, professeur à la Faculté des sciences de Bordeaux. Elle s'est développée primitivement dans les muscles de la cuisse et se présente sous la forme d'une masse de la grosseur du poing, très irrégulière, de couleur rosée grisâtre, déchiquetée et constituée par des nodules disséminés au milieu d'un tissu ou gangue de consistance très variable.

La pièce ayant été durcie par les procédés habituels (alcool simple, gomme picriquée, alcool à 40°), des coupes ont été faites en sept endroits différents et examinées dans la glycérine après coloration par le picro-carminate d'ammoniaque.

1° *Portion la plus compacte de la tumeur correspondant à la face interne.* — A. Examen à l'aide d'un faible grossissement 30 diamètres. Objectif 0. Oculaire 1 de Nachet. Sur une coupe perpendiculaire à la surface de la tumeur on observe :

a. Une zone assez épaisse se colorant vivement par le picrocarminate, et nettement séparée de

b. Autre zone formée d'un tissu moins dense et ne se colorant pas avec la même facilité ; cette dernière contient des orifices vasculaires considérables.

B. Examen de la même pièce avec 360 diamètres. Objectif n° 5).

a. On observe un tissu conjonctif compact, homogène, dont les espaces plasmatiques sont plus ou moins irrégulièrement dilatés par des proliférations embryonnaires ; en certains points elles forment même des îlots très importants se rejoignant par leurs prolongements et circonscrivant des portions dans lesquelles le tissu est resté compact. Il existe également des orifices vasculaires assez dilatés et à contours irréguliers ayant une paroi propre, bien que fort mince.

En examinant la préparation dans toute son étendue, on voit ce tissu compact présenter des espaces plasmatiques de plus en plus développés, dont un grand nombre sont remplis de cellules qui commencent à subir une sorte de dégénérescence granulo-graisseuse accusée par leur peu de tendance à la coloration. Plus loin la tumeur est constituée par un tissu conjonctif à filaments flexueux et ondulés. On arrive ainsi, par une transition graduée, à se rendre compte de l'aspect que présente la zone *b* de notre premer examen.

2° *Zone se colorant difficilement par le picro-carminate.* — Cette portion de la tumeur est formée par un tissu réticulé caractéristique du tissu lymphatique.

En certains points, les mailles ont été débarrassées à l'aide du pinceau des cellules qui les remplissaient ; elles forment des filaments brillants et anastomosés. Dans d'autres, on remarque les détails suivants : les cellules, plus nombreuses, forment de vastes accumulations au milieu desquelles se remarquent des vaisseaux de nouvelle formation. Cette partie, par sa richesse embryonnaire, se rapproche du tissu sarcomateux et justifié le nom de lymphosarcome, que nous donnons à la tumeur. Enfin, dans la partie la plus rapprochée des muscles de la région, le tissu lymphoïde, quoique reconnaissable encore, est cependant tellement infiltré de granulations graisseuses et tellement dégénéré que l'on ne distingue plus qu'avec peine le réticulum caractéristique.

En cette région, les rares cellules embryonnaires qui ont persisté sont infiltrées de graisse et très refringentes.

Telle est la texture générale de la tumeur ; il nous reste à examiner ses connexions avec le tissu musculaire ambiant. Si l'on fait une coupe intéressant à la fois les deux tissus on remarque que la zone fibreuse compacte, décrite déjà plus haut, qui formait la coque de la tumeur, se continue sans ligne de démarcation avec le tissu conjonctif qui sépare les faisceaux musculaires. Des espaces plasmatiques séparant les fibres conjonctives sont remplis de cellules embryonnaires formant des sortes d'îlots qui se sont formés entre les fibres musculaires et en ont déterminé l'atrophie. On ne remarque plus en effet que les stries longitudinales, les transversales ont disparu complètement. Les parties musculaires, d'une façon générale, semblent en quelque sorte hachées et dilacérées par l'envahissement du tissu ambiant. Les fibrilles primitives sont fractionnées et granuleuses, on ne distingue plus guère les parties ayant appartenu au tissu musculaire que par leur persistance à se colorer en jaune par le picro-carminate. De vastes espaces lymphatiques existent dans cette région ; enfin on peut suivre l'altération et l'atrophie des muscles jusqu'au moment où les fibres sont presque résorbées. Le tissu conjonctif forme alors, en ces endroits, par le rapprochement graduel de ses faisceaux, des sortes de mailles contenant des îlots jaunes amorphes ou granuleux, qui sont les derniers vestiges de la fibre musculaire. D'après ce qui précède, et pour résumer, nous avons : 1o un tissu compact formant la partie externe de la tumeur : ce tissu se continue avec celui qui sépare les muscles ; 2o un tissu plus ou moins mou, correspondant à la partie centrale : il est formé de cellules embryonnaires avec vaisseaux embryonnaires et forme la plus petite portion. (Sarcome.) Le reste présente un reticulum avec des cellules plongées dans une gangue granuleuse (lymphome). Cette tumeur est donc formée en réalité de deux éléments ; mais suivant les points où porte l'examen, on peut trouver toutes les transitions, depuis le tissu fibreux, compact ou embryonnaire, jusqu'au lymphome en voie de dégénérescence graisseuse. Le nom de lympho-sarcome nous paraît donc parfaitement justifié.

Fibro-sarcome de la jambe.
(Obs. II de M. Lemaréchal).

Cette tumeur s'est développée chez un officier âgé de 40 ans et jouissant d'une santé parfaite. Elle a mis trois ans à acquérir le volume qu'elle présentait au moment de l'opération et qui pouvait être comparée à celui d'une noix verte.

Elle occupait la superficie des muscles de la face antérieure de la jambe gauche, vers le tiers moyen.

L'opération, pratiquée en 1876 par M. le Dr Gillet de Grandmont, réussit pleinement et aucune récidive ne s'est montrée depuis.

Examen et descriptions. (Durcissement par les procédés habituels et coloration au picro-carminate d'ammoniaque. Montage dans la glycérine).

Si nous examinons à un faible grossissement (80 diamètres) une coupe perpendiculaire à la surface de la tumeur, nous observons :

1° Une zone formée de tissu conjonctif compact assez épaisse, au milieu de laquelle existent des orifices vasculaires dilatés et de forme très irrégulière, contenant encore du sang. Cette partie correspond à la coque de la tumeur.

2° Une zone condensée se colorant vivement par le picro-carminate et formant la tumeur proprement dite.

En reprenant chaque zone séparément, nous voyons que :

1° La zone constituée de tissu conjonctif compact laisse voir des faisceaux avec noyaux allongés s'écartant en certains points pour former des espaces plasmatiques, au milieu desquels on rencontre des cellules rondes embryonnaires. Nous remarquons autour des vaisseaux la présence d'îlots de cellules également embryonnaires et leur formant comme une sorte d'aréole ; les cellules sont rondes, à noyaux volumineux et granuleux.

Résumé : tissu fibreux avec éléments plus ou moins jeunes.

2° La tumeur proprement dite est formée de cellules fusiformes très allongées, juxtaposées sans interruption de tissu adulte. On trouve en ce point le type de sarcome fasciculé, caractérisé par la présence d'orifices vasculaires également embryonnaires.

Ces faisceaux irréguliers se dirigent dans les sens les plus variés, ce qui fait que sur une coupe l'aspect n'est pas identique. Entre les éléments vus en long apparaissent des cellules rondes qui ne sont que la coupe en travers des mêmes éléments vus en long.

Quant aux cellules fusiformes, elles ont un noyau volumineux et un corps très allongé. On peut les observer facilement sur des fragments de la tumeur, dissous dans l'alcool au tiers.

Nous avons examiné attentivement les modifications du tissu musculaire envahi par la tumeur. Ces modifications, il est vrai, sont peu accentuées, mais nous avons pu constater cependant que les stries sont moins visibles qu'à l'état normal, et les faisceaux sont moins granuleux en certains points. La tumeur, d'ailleurs, ne pénétrait que peu profondément dans la masse musculaire de la région.

On voit donc, en résumé, que nous avons affaire ici à un fibro-sarcome, genre de tumeur formé par un mélange de tissu conjonctif plus ou moins adulte (coque de la tumeur) et de tissu sarcomateux, occupant la partie centrale.

Fibro-sarcome de la région du fascia lata.
(Obs. III de M. Lemaréchal).

Cette tumeur, développée chez une dame de 35 ans, occupait la partie supérieure de la face externe de la cuisse; elle avait pris naissance à l'extrémité inférieure du muscle tenseur du fascia lata. Son volume égalait presque celui d'une tête de fœtus à terme et faisait sous la peau une saillie énorme.

M. le professeur Broca opéra cette tumeur en 1876; à peine deux ans après il y avait déjà une récidive; l'ablation complète eut lieu, mais malgré cela, au commencement du mois dernier (avril 1880), M. Broca extirpa une troisième récidive développée au même endroit que les deux premières tumeurs et dont l'aspect extérieur était exactement le même que celui du premier néoplasme. Le volume en était seulement un peu moindre. L'examen histologique de cette dernière pièce nous fit reconnaître les mêmes éléments que dans la tumeur primitive, dont nous allons donner la description. (Cellules rondes, vaisseaux embryonnaires, tissu conjonctif envahi par les éléments de nouvelle formation.)

Notons en passant l'excessive gravité de ce cas : trois tumeurs se reproduisant à la même place dans l'espace de quatre ans et coïncidant avec l'affaiblissement progressif de la malade et un mauvais état général.

Examen et description. — Cette tumeur présente à étudier deux zones bien distinctes, l'une correspondant à la partie libre ou externe de la tumeur et de nature fibreuse, l'autre profonde et pénétrant dans les espaces musculaires, de nature sarcomateuse.

1° *Portion fibreuse.* — Elle comprend les bandes de tissu conjonctif compact, s'anastomosant mutuellement et circonscrivant des îlots remplis de cellules rondes de sarcome.

Ces zones conjonctives sont très riches en éléments embryonnaires et en vaisseaux, dont on aperçoit les orifices plus ou moins marqués.

En certains points de la tumeur, le tissu fibreux devient plus lâche, se charge de graisse, et l'on remarque entre chaque vésicule une abondante prolifération d'éléments embryonnaires.

2° *Portion sarcomateuse.* — Elle se présente sous deux aspects différents :

A l'état de petites cellules rondes on sous l'aspect d'éléments fusiformes.

A. Cellules rondes. — On les rencontre surtout dans la partie fibreuse de la tumeur, où elles forment des îlots circonscrits plus ou moins étendus. Elles occupent la région de la tumeur qui était la plus externe. Leur développement varie également beaucoup. Tandis qu'en certains endroits elles sont fortement serrées les unes contre les autres, en d'autres elles ont subi un commencement de dégénérescence graisseuse et même sont écartées par des amas considérables d'aiguilles de margarine qui s'y sont déposées. Ces cristaux mêmes forment des amas homogènes très importants, que l'on rencontre surtout entre les bandes de tissu conjonctif de la périphérie. Pour les observer réellement bien et les voir sous l'aspect qui lui est le plus favorable, il est utile de recourir au miscroscope polarisant, qui les fait apparaître comme des aiguilles brillantes sur un fond noir.

B. Cellules fusiformes. — Elles se rencontrent dans la partie de la tumeur qui occupait les espaces inter musculaires.

On voit là tous les caractères des sarcomes fasciculés. Les éléments, en effet, se présentent sous forme de cellules allongées. effilées et munies d'un noyau et offrant d'espace en espace, des orifices de vaisseaux complètement embryonnaires. Ces éléments ne sont pas atteints par la régression graisseuse.

On voit donc, qu'en cette région, la tumeur avait des tendances à l'accroissement très manifeste.

Myxo-sarcome du mollet.

(Obs. IV de M. Lemaréchal).

Cette tumeur s'était développée chez un homme âgé de 30 ans, qui entra en 1876 dans le service de M. le professeur Broca, où il fut opéré. Elle occupait le côté externe du mollet et avait environ le volume du poing. Son aspect extérieur était tellement spécial et tellement hideux, que nous avons cru intéressant de faire reproduire la tumeur en entier et de grandeur naturelle dans la planche VI de notre thèse.

En effet, sa surface libre à la partie supérieure présentait une teinte violacée avec de profondes ulcérations et des nodules exubérants qui lui donnaient l'aspect végétant.

De fréquentes hémorrhagies interstitielles s'étaient produites et le sang épanché avait déterminé à la périphérie une teinte noirâtre que l'on aurait pu prendre à l'œil nu pour de la mélanose, mais que l'examen histologique faisait reconnaître pour la substance colorante du sang, plus ou moins altérée et desséchée à la surface.

Il y avait en d'autres points de vastes bourgeons dus à la prolifération du tissu sarcomateux, et présentant des points très disséminés, il est vrai, où le microscope nous fit voir quelques petits dépôts de mélanose.

Cette tumeur était pédiculée et adhérait aux tissus de la jambe par une partie très rétrécie, véritable pédicule de la largeur d'une pièce de 5 francs en argent. Elle pénétrait ensuite dans les parties molles et allait s'implanter profondément dans les muscles de la région.

Nous avons su tout dernièrement que cette tumeur primitive n'avait pas encore récidivé et que l'opéré était en bonne santé.

Examen et description. — Cette tumeur présente à étudier trois portions bien distinctes, d'apparence différente à l'œil nu et correspondant également à une texture spéciale :

1° Portion essentiellement fibreuse ;

2° Portion sarcomateuse à cellules fusiformes (sarcome fasciculé)

3° Portion sarcomateuse à cellules rondes au milieu d'une gangue granuleuse (myxo-sarcome),

Nous décrirons successivement ces trois zones.

1° *Zone fibreuse.* — Elle répond à la partie de la tumeur située immédiatement sous la peau et forme une espèce de coque composée de faisceaux conjonctifs assez courts, feutrés, dirigés dans les sens les plus variés et présentant entre eux des espaces plasmatiques fortement dilatés par des éléments embryonnaires.

Sur une coupe verticale, nous observons les détails suivants :

A. La couche épithéliale de la peau dont l'épaisseur est augmentée et dont la couche profonde, surtout hypertrophiée, envoie dans la profondeur du derme sous-jacent des digitations très irrégulières.

B. Le derme. — Dans sa partie superficielle il présente un amas compact de cellules embryonnaires, au milieu desquelles se montrent seulement quelques fibres de tissu conjonctif. Ces cellules embryonnaires forment en certains endroits des îlots isolés, surtout au voisinage des glandes sudoripares qui ont subi l'hypertrophie générale.

Plus profondément dans la tumeur, le tissu devient franchement fibreux et laisse voir ses faisceaux coupés transversalement.

Cette zone fibreuse que nous décrivons est, en somme le derme de la région, mais avec toutes les modifications de structure que lui a fait subir le développement de la tumeur.

2° *Portion sarcomateuse.* — Cette portion, grâce à sa teinte grisâtre, se distingue facilement à l'œil nu des autres parties colorées en rose par le picro-carminate d'ammoniaque. Elle est formée de cellules allongées possédant un noyau assez volumineux et granuleux, au milieu desquelles existent des orifices vasculaires à parois embryonnaires. La couleur grisâtre qu'elle a est due à un commencement de régression graisseuse qui existe en cet endroit. On trouve même par places des dépôts de margarine épanchés entre les éléments.

Dans d'autres parties de la tumeur, les cellules sarcomateuses affectent une disposition toute spéciale ; elles sont contournées sur elles-mêmes, juxtaposées par groupes, et forment par leur réunion des sortes de tourbillons autour d'un point central. Nous avons cherché à rendre cet aspect particulier dans la figure II de la planche V.

Nous avons remarqué également dans certaines coupes faites dans cette même portion de la tumeur des grains de mélanose déposés dans le protoplasma cellulaire, mais seulement en petite quantité.

3° *Portion myxo-sarcomateuse.* — Nous trouvons ici un tissu conjonctif lâche, avec cellules embryonnaires, rondes et granuleuses. Ces cellules sont plongées dans une sorte de gangue amorphe, au milieu de laquelle se montrent des vaisseaux à parois embryonnaires, apparaissant soit dans leur longueur, soit coupés transversalement. C'est dans cette partie de la tumeur, qui était la plus molle, que se sont produites de nombreuses ruptures vasculaires qui ont amené des hémorrhagies interstitielles.

Nous avons également constaté un commencement de régression graisseuse.

CONCLUSIONS.

1° Le sarcome primitif des muscles, nié par quelques auteurs, doit être au contraire admis sans conteste.

2° Sa fréquence est encore assez grande, puisque, ne recueillant que les faits bien avérés et dans une très courte période d'années, nous avons pu en réunir seize cas, y compris le nôtre.

3° Comme le veulent MM. Cornil et Ranvier, Gross, Lemaréchal, le tissu cellulaire interfasciculaire paraît en être le point de départ, les faisceaux musculaires subiraient un rôle passif, s'atrophieraient par compression ou ne seraient pris que secondairement.

4° S'il faut en croire le travail de M. Sokolow, l'altération pourrait commencer par les noyaux du sarcolemme, la substance striée serait ensuite atteinte.

5° Cette affection parait se montrer de préférence vers l'âge mûr ou à son début.

6° Nous ne trouvons rien de net dans son étiologie, en dehors de ces causes banales, coups, contusions, invoqués dans l'apparition de toutes les tumeurs.

7° *a*. Les symptômes envisagés séparément sont insuffisants à mettre sur la voie du diagnostic; c'est par leur ensemble et la marche du mal qu'on arrive à reconnaitre la tumeur.

b. L'élévation thermique locale a été constatée dans bon nombre d'observations. — Elle se rencontrerait de préférence cependant dans le sarcome (Verneuil) et surtout lorsqu'on l'observe à une période d'accroisement.

8° Les symptômes physiques permettent d'hésiter, l'évolution de la tumeur, spontanée ou sous l'influence d'une cause externe, fera penser à un sarcome plutôt qu'à un fibrome, par exemple.

9° Le pronostic doit être réservé ; on doit toujours, même dans les cas les plus bénins en apparence, redouter les récidives ou la généralisation.

10° Celle-ci se fait par les vaisseaux sanguins. Les lymphatiques (vaisseaux et ganglions), peuvent rester absolument sains.

Elle est lente à apparaître, mais une fois commencée, elle évolue aussi rapidement que celle du cancer.

11° Opérer le plus tôt possible, même en cas de récidive, tant qu'il n'y a pas de signes de généralisation.

Employer de préférence la bande hémostatique et le bistouri qui permettent de disséquer « à blanc » et de dépasser autant qu'on le veut les limites du mal.

Paris. — A. Parent, imp. de la Faculté de Médecine, r. M.-le-Prince, 29-31.

www.ingramcontent.com/pod-product-compliance
Ingram Content Group UK Ltd.
Pitfield, Milton Keynes, MK11 3LW, UK
UKHW020444180726
13839UKWH00004B/1606

9 782329 121284